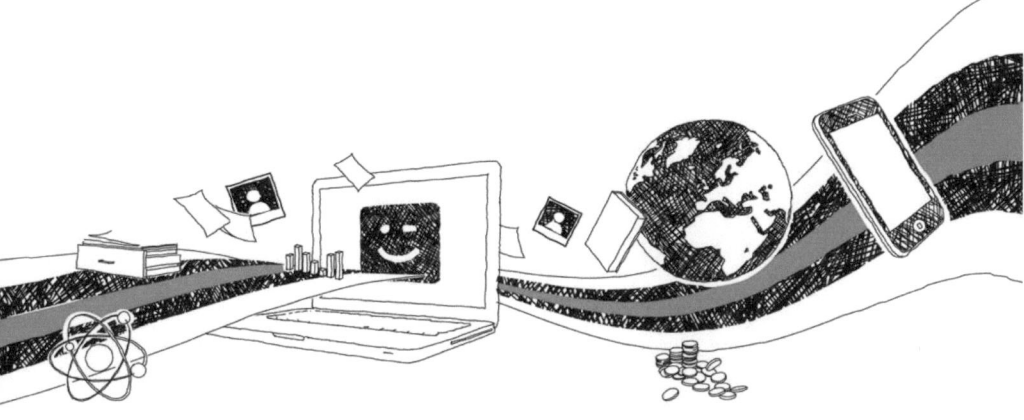
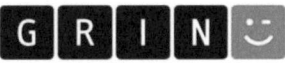

Wertekonflikte in gesundheitsbezogenen Einrichtungen

Bibliografische Information der Deutschen Nationalbibliothek:

Die Deutsche Nationalbibliothek verzeichnet diese Publikation in der Deutschen Nationalbibliografie; detaillierte bibliografische Daten sind im Internet über http://dnb.d-nb.de abrufbar.

ISBN: 9783346655813
Dieses Buch ist auch als E-Book erhältlich.

Druck und Bindung: Books on Demand GmbH, Norderstedt Germany
Gedruckt auf säurefreiem Papier aus verantwortungsvollen Quellen

Das vorliegende Werk wurde sorgfältig erarbeitet. Dennoch übernehmen Autoren und Verlag für die Richtigkeit von Angaben, Hinweisen, Links und Ratschlägen sowie eventuelle Druckfehler keine Haftung.

Das Buch bei GRIN: https://www.grin.com/document/1234642

Hochschule Fresenius

Fachbereich onlineplus

Studiengang: Management im Gesundheitswesen

Hausarbeit

Das Auftreten von Wertekonflikten in gesundheitsbezogenen Einrichtungen

Modul: Wertorientierte Unternehmensführung

Abgabedatum: 09.08.2021

Inhaltsverzeichnis

1 Einleitung

Die Privatisierung von gesundheitsbezogenen Einrichtungen wie jene von Krankenhäusern wird von Tag zu Tag präsenter. Hierbei wird das Augenmerk auf eine Gewinnerzielung gelegt. Mitarbeitende, welche vorher bei internen Entscheidungen von Bedeutung waren, werden häufig durch Chief Executive Officer ersetzt. Die Medizin und der Managementbereich konkurrieren daher häufig miteinander. Es entsteht der Eindruck, dass das Streben nach Gewinnerzielung dem Wohlbefinden der Mitarbeitenden, aber auch teilweise der Patienten/Innen vorgezogen wird. Das sonst so hohe Niveau der Medizin kann aus diesen Gründen gefährdet werden. Dies ist nur ein Beispiel, aus welcher ersichtlich wird, dass sogenannte Wertekonflikte im Gesundheitswesen entstehen können (Muff, 2016, S. 187). Es gibt eine Unmenge an Werten, welche zu beachten sind. Gesundheit, Sicherheit und Erfolg gehören beispielsweise zu den Werten, nur um drei davon zu nennen (Wippermann & Krüger, S. 8). Diese Werte werden aus moralischer Sicht betrachtet. Demzufolge wird beurteilt was heutzutage als moralisch oder unmoralisch gesehen wird. Das Auftreten von Wertekonflikten kann aus diesem Grund zu schlechtem Gewissen bei bestimmten Personen führen. Auf das Gesundheitswesen bezogen könnten Betroffene von diesen Konflikten Angehörige von Patienten/Innen, Patienten/Innen höchstpersönlich und Angestellte sein. Diese sind bei Wertekonflikten häufig von moralischem Stress betroffen. Der moralische Stress wird zum Beispiel dann ausgelöst, wenn eine Tätigkeit ordnungsgemäß durchgeführt werden soll, dies jedoch aufgrund von Zeitmangel oder betrieblichen Vorgaben nicht in gewünschtem Ausmaß durchgeführt werden kann (Schrems, 2017, S. 12 - 13).

Medizinische Berufe sowie medizinische Angebote werden zudem von einem zunehmenden Wertewandel beeinflusst. So besteht die Möglichkeit, dass die kurative Medizin an Bedeutung verliert, da Personen, welche im Zusammenhang mit der medizinischen Versorgung stehen, aufgefordert werden, bestimmte Leistungen zu erbringen, welche der kurativen Versorgungsart nicht entsprechen (Baier, 2013, S. 44). Des Weiteren gibt es eine Reihe Diskussionen wie über Suizid- und Sterbehilfe oder über die Möglichkeit einer Entwicklung von Genimplantationstechniken im Gesundheitswesen. Inwiefern die Umsetzung von umstrittenen Ideen einen Einfluss auf Werte an sich haben könnte, muss daher im Vorhinein umfassend debattiert werden (Frewer, 2021, S. 4 – 5). Daraus resultierend lässt sich folgende Frage stellen: Welche Wertekonflikte in gesundheitsbezogenen Einrichtungen werden anhand von wissenschaftlich fundierter Literatur beschrieben? Das Ziel der Hausarbeit ist es, das Auftreten von Wertekonflikten in gesundheitsbezogenen Einrichtungen, anhand wissenschaftlich fundierter Literatur, aufzuzeigen.

2 Hauptteil / Ergebnisse

Im Hauptteil werden die Ergebnisse dargestellt, die auch zugleich die Forschungsfrage beantworten sollen.

2.1 Entstehung der Missachtung von Werten als Resultat von Pflegehandlungen

Das Gesundheitssystem ist von unzähligen Werten geprägt. Bestimmte Handlungen im Zuge der Versorgung von Patienten/Innen können jedoch aus verschiedenen Gründen Dilemmata und Konflikte auslösen. Hierbei wird auch von Machtmissbrauch, welcher von Pflegepersonen in Hinsicht auf Patienten/Innen ausgeübt wird, gesprochen. Machtmissbrauch bedeutet in diesem Zusammenhang, dass innerhalb einer sozialen Beziehung jede Möglichkeit ausgeschöpft wird, die eigene Willenskraft zu dominieren. Häufig wird dieses Handeln mit Gründen der Personalknappheit oder rechtlichen Bedingungen gerechtfertigt. Zum einen wird hier der Wert der Selbstbestimmung der zu versorgenden Menschen des Öfteren missachtet, zum anderen wird deren Freiheit immens eingeschränkt (Staudhammer, 2018, S. 4 - 5). „Freiheit bezeichnet die Fähigkeit des Menschen, aus eigenem Willen Entscheidungen zu treffen" (Staudhammer, 2018, S. 5). In bestimmten Situationen wird sogar von nicht würdevollen Geschehnissen berichtet. Die Menschenwürde, welche laut Artikel 1, Absatz 1 im Grundgesetz unantastbar ist, wird durch die Machtausübung von Mitarbeitenden nicht allzu selten verletzt. Für diese Wertekonflikte werden in der Literatur zahlreiche Beispiele angeführt (Staudhammer, 2018, S. 4 – 5).

Mögliche Wertekonflikte werden im Folgenden aufgezeigt. Personen, die im Alltag ein gepflegtes Auftreten haben und nun pflegebedürftig sind, wird aufgrund von Personalengpässen die Unterstützung der Körperpflege verwehrt. Somit wird der Wunsch, der an sich gepflegten Person nach einem gepflegten Äußeren ausgeschlagen. Zudem ist der Lagerungswechsel von pflegebedürftigen Patienten/Innen unausweichlich, um Hautdefekte zu vermeiden. Wenn Menschen jedoch vor allem im palliativen Setting schmerzgeplagt sind und bei jeder Bewegung den Schmerz durch Schreie ausdrücken trotzdem gelagert werden, stellt dies einen Wertekonflikt dar. Einerseits soll das Befinden und die Gesundheit der Person nicht beeinträchtigt werden, sondern verbessert werden, andererseits wird durch einen möglichen Lagerungswechsel schmerzgeplagten Patienten/Innen noch mehr Schmerzen verursacht. Ein anderes Beispiel zeigt auf, dass die zu versorgenden Menschen auf nicht lebensnotwendige Pflegehandlungen längere Zeit warten müssen, da Pflegende deren Pause oft gleichzeitig abhalten. Die Versorgung in dieser Zeit ist demnach nicht in vollem Ausmaß gewährleistet (Staudhammer, 2018, S. 4 – 9).

Vor allem bei der Medikamentenverabreichung wird die Autonomie des/der Patienten/In jedoch verletzt. In bestimmten Situationen wollen Letztere Arzneimittel nicht einnehmen und verweigern diese. Pflegepersonen jubeln diese jedoch in gemörserter Form, beispielsweise einem Joghurt beigemengt, den zu Versorgenden unter. Somit wird das Recht der Selbstbestimmung umgangen, selbst wenn Pflegepersonen mit dieser Handlung die Gesundheit der Patienten/Innen nicht gefährden wollen (Staudhammer, 2018, S. 4 – 9). Personen mit der Diagnose Demenz können einen Verlauf durchleben, in welcher diese angetrieben und unruhig sind. In dieser Phase verstauen demente Personen eigene Gegenstände nicht sinnerfassend, sodass diese nur mehr schwer auffindbar sind. Als Folge davon werden von Angehörigen oder Pflegenden patienteneigene Sachen aus dem Zimmer entfernt. Dies stellt einen Eingriff in die Privatsphäre und in die der Freiheit des Menschen dar. Diese Beispiele und die Verletzung von Werten in diesem Zusammenhang können eine Reihe von Reaktionen auslösen, welche die Gesundheit der Patienten/Innen negativ beeinflussen. Die Gesundheit Letzterer als Wert wird in diesem Fall durch sozialen Rückzug, Unruhe, Schlaflosigkeit, delirantes Verhalten oder sturzbezogene Verletzungen beeinträchtigt (Staudhammer, 2018, S. 9).

Aus diesen Beispielen hervorgehend wird umso wichtiger, dass die Führungsebene einer Einrichtung auf diese Ereignisse reagiert, indem Mitarbeitenden bessere Arbeitsbedingungen geschaffen und diese in der Motivation gestärkt werden (Staudhammer, 2018, S. 92). Durch Coaching-Sessions oder einer Supervision im betroffenen Team können Probleme angesprochen und womöglich beseitigt werden. Wie bereits erwähnt, handeln Mitarbeitende nicht immer aus eigener Überzeugungskraft in dieser Art, sondern vielmehr aus bestimmten Bedingungen, welche dieses Handeln nahezu erzwingen. Dabei muss das Augenmerk auch auf die Gesundheit der Angestellten gelegt werden, da diese oft mit körperlichen und psychischen Belastungen konfrontiert werden. Die zur Unternehmensführung dazugehörigen Positionen haben einen enormen Einfluss auf die Änderung dieses Zustandes, indem die Einrichtung professionell geführt und dabei Angestellte nicht außen vorgelassen werden. Die Anpassung von Arbeitsaufgaben, der Arbeitsorganisation und des Arbeitsumfeldes sind daher notwendig, um Konflikte aus dem Weg räumen zu können (Struhs-Wehr, 2017, S. 47). Jegliche Bedürfnisse von Mitarbeitern/Innen sollten in diesem Zusammenhang berücksichtigt werden. Das Bedürfnis nach Zugehörigkeit ist beispielsweise solch ein Bedürfnis. Pflegepersonen sollen dabei das Recht auf Mitgestaltung erhalten, indem diese in Veränderungsprozesse aktiv eingebunden werden. Die Handlungsfähigkeit seitens der Führungskräfte ist hier essentiell. Diese müssen sich immer im realistischen Rahmen einer bestimmten Situation bewegen. Durch den kommunikativen Austausch zwischen Pflegepersonen und der Führungsebene können Missverständnisse beseitigt und Lösungsvorschläge erarbeitet werden (Staudhammer, 2018, S. 91 – 93).

2.2 Wertekonflikte in der muslimischen Seelsorge aufgrund von Corona

COVID-19, eine Pandemie, welche die Welt mit erheblichen Restriktionen konfrontiert, nimmt bezüglich von Wertekonflikten im Gesundheitssystem ebenso eine bedeutende Rolle ein. Abhängig von der Region, in welcher sich beispielsweise ein Krankenhaus befindet, wurden Besuchereinschränkungen oder gar Besucherverbote bestimmt. Personen konnten entweder deren teilweise im Sterben liegenden Angehörigen gar nicht besuchen oder Besuche wurden auf eine geringe Personenzahl beschränkt (Münch et al., 2020). Auf die muslimische Seelsorge bezogen stellt dies eine erhebliche Problematik dar. Selbst wenn die Notwendigkeit der Beschränkungen nicht angezweifelt werden und unumstritten sind, werden hier, wenn auch ungewollt, die Werte Familie und Spiritualität in ein Ungleichgewicht gebracht. In muslimisch geprägten Kulturen ist durchaus häufig zu beobachten, dass Sterbende in der letzten Lebensphase von Angehörigen gepflegt und umsorgt werden, auch wenn diese im Krankenhaus liegen. Angehörige sehen das Pflegen in der letzten Phase des Lebens als eine Aufgabe, die vor dem Ableben des/der Patient/In zu erfüllen ist. Ein Grund hierfür liegt darin, dass Personen häufig angeben, in der Schuld der zu sterbenden Person zu stehen, da diese für die pflegenden Angehörigen diverse Opfer gebracht habe (Monteverde, 2020, S. 29).

Aufgrund der sich regelmäßig ändernden COVID-Bestimmungen werden, wie bereits erwähnt, selbst Besuche von nahestehenden Familienangehörigen nicht zugelassen oder auf eine geringe Zahl beschränkt, unabhängig ob die zu besuchende Person im Sterben liegt oder nicht. Daraus folgend wird den Familienangehörigen ein würde- und ruhevoller Abschied verwehrt (Münch et al., 2020). Muslimische Seelsorger sind im Rahmen der Spiritualität besonders hervorzuheben. Diese nehmen im Normalfall die Vermittlungsposition zwischen den/der Betroffenen und des Behandlungsteams in Fragen transkultureller Behandlungsmöglichkeiten ein (Monteverde, 2020, S. 29). Doch auch das Angebot der Seelsorge wurde im Rahmen der Pandemie entweder stark begrenzt oder komplett aufgehoben. Dadurch wird die Betreuung der Angehörigen und der Mitarbeitenden stark beeinträchtigt (Münch et al., 2020). Dabei wäre die Hilfe der muslimischen Seelsorge im Bereich der kulturellen Kommunikation bezugnehmend auf Werte essentiell. Damit die muslimische Seelsorge weiterhin gewährleistet ist, muss eine Sicherung dieses Bereiches erfolgen, indem eine intensivere Eingliederung dieser in gesundheitsbezogenen Einrichtungen erfolgt (Monteverde, 2020, S. 29). „Sie ist ein Zeichen gelebter Diversität, sowohl für Patientinnen und Patienten als auch für Mitarbeitende und Zuweisende, die einen Mehrwert ergibt, weil sie auch eine offene Haltung im Umgang mit Wertekonflikten fördern, die keine kulturelle, sprachliche oder religiöse Matrix aufweisen" (Monteverde, 2020, S. 29). Führungskräfte bekommen hierbei eine besondere Aufgabe zugetragen (Münch et al., 2020).

Diese sollen die Mitarbeitenden möglichst umfassend unterstützen. Zudem nehmen Führungspositionen bei den Angestellten häufig eine Vorbilderrolle ein und werden oft dafür geschätzt heikle Themen anzusprechen, negative Auswirkungen von Corona miteingeschlossen (Münch et al., 2020).

2.3 Die Zwei-Klassen-Medizin als Bedrohung von Werten

Die Bedingungen im Gesundheitswesen scheinen von Tag zu Tag in eine prekäre Lage zu rücken. Überdurchschnittliche Wartezeiten, ein immer größer werdender Anstieg von Patienten/Innen auf Ambulanzen und daraus folgend die überforderten Mitarbeitenden lassen sich als Ursachen für diese prekäre Lage nennen. Hinzu kommt die demographische Entwicklung, welche die Versorgung, im Falle eines Stillschweigens der Politik, in Zukunft erheblich beeinflussen wird. Die Gesundheitsversorgung steht demnach vor immensen Herausforderungen. Das Gesundheitssystem wird heutzutage bezichtigt, Menschen in der Behandlung in eine Zwei-Klassen-Medizin einzuordnen und somit eine Imbalance der Gesundheitsversorgung zu schaffen. Private Krankenversicherungen nehmen hierbei eine essentielle Rolle ein. Durch die Vergütung von monatlichen Prämien, versprechen diverse Versicherungsgesellschaften Mehrleistungen. Privat versicherte Patienten/Innen erhalten demnach von Anfang an eine andere Versorgung als Personen, die einer gesetzlichen Krankenversicherung angehören. Die Ärzte/Innenwahl und schnellere Terminvereinbarung wären Beispiele einer solchen Mehrleistung. Je mehr die Versicherten zahlen desto mehr Zusatzleistungen wird von den Versicherungsgesellschaften versprochen. Die Versicherungsprämien sind hierbei im Bereich von 25 Euro bis 200 Euro im Monat angesiedelt (Wirtschaftspolitische Akademie, 2021).

Die Gesundheitsversorgung bekommt daher den Charakter eines Luxusgutes zugeschrieben. Außerdem wird hierfür häufig das Wort Zwei-Klassen-Medizin verwendet (Wirtschaftspolitische Akademie, 2021). In diesem Bezug stellt sich die Frage der Gerechtigkeit als ein Wert für die gesamte Gesellschaft, welche die Gesundheitsversorgung in gesundheitsbezogenen Einrichtungen in Anspruch nimmt (Christen, 2018, S. 17). „Das Prinzip der Gerechtigkeit betont Fairness und Gleichheit unter den Menschen. Es erfordert, einen ganzheitlichen Blickwinkel einzunehmen, beispielsweise unter dem Aspekt der Verteilungsgerechtigkeit knapper Güter" (Christen, 2018, S. 17). Unter diesen Umständen wird die genannte Gerechtigkeit jedoch umgangen, in dem die Medizin in zwei Sparten eingeteilt wird, die der Privatversicherten und die der gesetzlich Versicherten. Privatversicherte erhalten mehr Leistungen als gesetzlich Versicherte und dies ausschließlich aus finanziellen Gründen. Ein gesellschaftliches Ungleichgewicht ist dabei die Folge (Wirtschaftspolitische Akademie, 2021).

Eine Person mit Zusatzversicherung bekommt demzufolge einen schnelleren Termin in gesundheitsbezogenen Einrichtungen als eine Person, die eine solche Versicherung nicht besitzt und dies obwohl beide Personen eventuell das gleiche Leiden aufweisen. Schnellere Termine für bestimmte Untersuchungsverfahren und der dementsprechenden Diagnosestellung und Therapieerstellung sind somit ausschließlich aufgrund der Zahlungsfähigkeit von Versicherten für diese lebensrettend. Die Gerechtigkeit als Wert wird dabei nicht beachtet (Wirtschaftspolitische Akademie, 2021). Doch nicht nur die Gerechtigkeit leidet unter diesen Bedingungen, auch die Gesundheit als Wert wird gefährdet. Während das Gesundheitssystem das Ziel der Erhaltung und Optimierung dieser verfolgen sollte, wird die Bevölkerung stattdessen einer Differenzierung unterzogen, indem die Notwendigkeit einer Therapie sozial schwacher Schichten aus den bereits genannten Gründen zeitlich verschoben und das Wohlbefinden derer somit beeinträchtigt wird. Das Leiden dieser Personen kann in dieser Zeit voranschreiten, während dieselbe Krankheit bei einer anderen Person schneller behandelt und behoben wird (Becker, 2006, S. 24 - 27).

Dieses Phänomen ist vor allem bei der Behandlung von Krebserkrankungen und bei Operationen zu beobachten. (Wirtschaftspolitische Akademie, 2021). Der Gesundheitswert hier wird missachtet, es entsteht somit ein Wertekonflikt (Becker, 2006, S. 24 - 27). Diesbezüglich ist ebenso die Nachhaltigkeit als Wert zu erwähnen, da diese aufgrund der Zwei-Klassen-Medizin und der Vermarktung von Gesundheit an sich in ein dunkles Licht gerückt wird (Wirtschaftspolitische Akademie, 2021). „In der allgemeinen Erklärung der Menschenrechte aus dem Jahr 1948 wird das Recht auf Gesundheit und ärztliche Versorgung angeführt. Privatversicherungen häufen also mit einem Thema, das am Markt eigentlich nichts verloren hat, hohe Gewinne an" (Wirtschaftspolitische Akademie, 2021). Die Vermarktung der Gesundheit scheint daher in nächster Zeit von Versicherungsgesellschaften weiterhin ausgebaut zu werden (Wirtschaftspolitische Akademie, 2021). Dabei handelt die ökonomische Nachhaltigkeit von Umwelt- und Sozialverträglichkeit und nicht von Wachstumsbestrebung, welche den Fokus nur auf den Wohlstand legt. Die Lebensqualität wird in Bezug auf ökonomische Nachhaltigkeit großgeschrieben. Faktoren wie Gewinnvermehrung spielen hierbei eher eine untergeordnete Rolle. Die soziale Nachhaltigkeit besagt wiederum, dass eine Person in der Beanspruchung eines Systems, wie die der Gesundheitsversorgung, in keinster Weise Nachteile gegenüber anderen Personen erfahren darf. Die Gemeinwohlorientierung steht hierbei im Vordergrund. Aus den bereits oben genannten Gründen wird hierbei sowohl die ökonomische Nachhaltigkeit als auch die soziale Nachhaltigkeit nicht respektiert (Pufé, 2017, S. 102). Durch diese Faktoren wird der gesetzlichen Krankenversicherung ebenso Druck ausgeübt (Wirtschaftspolitische Akademie, 2021).

Die Möglichkeit der Leistungseinschränkung durch gesetzliche Krankenversicherungen, da diese mit den privaten Krankenversicherungen nicht konkurrieren können, bleibt weiterhin bestehen. Daraus resultierend müssten gesetzlich Versicherte immer mehr Leistungen privat bezahlen, was wiederum die Zwei-Klassen-Medizin an sich bestärken würde. Aus diesem Grund werden Personen aus der Verantwortungsebene aufgefordert, eine Umstrukturierung des Gesundheitssystems selbst, einschließlich derer Finanzierbarkeit, vorzunehmen (Wirtschaftspolitische Akademie, 2021).

2.4 Wertekonflikte in der Ernährungstherapie

Die Ernährung an sich und die Einnahme von Mahlzeiten spielt in gesundheitsbezogenen Einrichtungen eine wesentliche Rolle. Personen, welche beispielsweise nichts essen wollen, die jedoch aufgrund von verschiedenen Gründen wie Unterernährung etwas zu sich nehmen sollten, werden oftmals über eine angepasste Ernährung aufgeklärt. Der Grund für den Nahrungsverzicht kann hierbei auf diversen Ursachen beruhen. Patienten/Innen haben keinen Appetit, da diese mit dem raschen Umgebungswechsel beschäftigt sind, mit Ängsten konfrontiert werden oder gar frustriert sind. Hierfür gäbe es selbstverständlich weitaus mehr Beispiele zu nennen (Räss-Hunziker, 2015, S. 29 – 31). Unumstritten ist, dass eine ausgewogene Ernährung dem Menschen wichtige Energiequellen liefert, um das Wohlbefinden und die Gesundheit selbst aufrecht zu erhalten (Hirschfelder & Wittmann, 2015, S. 4). Hinsichtlich der Ernährung sind in bestimmten Situationen jedoch Wertekonflikte zu beobachten. Diese Konflikte können aus unterschiedlichen Erwartungshaltungen zwischen den Therapeuten/Innen und der Patienten/Innen resultieren (Räss-Hunziker, 2015, S. 30). Hierbei ist der Begriff Fürsorge zu erwähnen. „Das Prinzip der Fürsorge verlangt, dass man im besten Interesse des anderen handelt. Es spiegelt die grundlegende moralische Motivation des medizinischen Handelns wider, nämlich den Gesundheitszustand und die Lebensqualität zu verbessern" (Christen, 2018, S. 17).

Aus dem letzten Satz resultierend kann festgestellt werden, dass hierbei der Wert Gesundheit immens berücksichtigt wird. Durch Beratungsgespräche und ernährungsbezogene Behandlungen werden Patienten/Innen in deren Lebensweise unterstützt. Diese Unterstützung kann von Personen jedoch auch als Manipulation aufgefasst werden, da Letztere die Beratung als einen Eingriff in das private Leben sehen. Aus diesem Grund besteht die Möglichkeit, dass Vorschläge von der Ernährungstherapie von Personen, die diese wiederum in Anspruch nehmen, nicht umgesetzt werden. Die Ernährungstherapeuten/Innen haben dabei die Absicht der Fürsorge und die Erhaltung der Gesundheit. Die Patienten/Innen machen stattdessen Gebrauch von deren Selbstbestimmungsrecht, auch Autonomie genannt (Räss-Hunziker, 2015, S. 30 – 31).

„Respekt vor der Autonomie bedeutet das Recht des Einzelnen (Patienten), seine eigene Wahl zu treffen, insbesondere in Bezug auf medizinische Entscheidungen" (Christen, 2018, S. 17). Hierbei entsteht ein Wertekonflikt. Denn einerseits befinden sich diese Personen in ernährungstherapeutischer Behandlung, um die Gesundheit zu fördern, andererseits werden durch das Selbstbestimmungsrecht die Vorschläge der Beratenden ausgeschlagen. Die Autonomie und der Wert Gesundheit harmonieren in diesem Fall nicht miteinander. Ebenso wird das Prinzip der Fürsorge negativ beeinflusst. Hierbei ist es von Bedeutung das Ziel der Beratung in den Vordergrund zu stellen und diese der zu beratenden Personen zu verdeutlichen (Räss-Hunziker, 2015, 29 – 30). Da diese Problematik vor allem auch im palliativen Setting auftritt, ist eine Auseinandersetzung seitens der Führungskräfte ebenso notwendig, indem diese eine funktionsfähige Therapie in der gesundheitsbezogenen Einrichtung ermöglichen und forcieren. Letzteres ist ebenso für eine nachhaltige Behandlung erforderlich (Hartmann, 2014, S. 3 - 4).

2.5 Wertekonflikte im Rahmen von Datenschutz

Der Datenschutz hat in den letzten Jahren einen erheblichen Anteil an Bedeutung gewonnen, besonders im Gesundheitswesen. Bezogen auf gesundheitsbezogene Einrichtungen unterliegen Mitarbeitende der Verschwiegenheitspflicht. Bei Missachtung dieser drohen rechtliche Konsequenzen. Die Speicherung von unnötigen Datenmengen sollte hierbei umgangen werden (Jäschke & Hacks, 2016, S. 3 – 4). „Der hierbei verfolgte Ansatz geht in die Richtung, dass die Institutionen nur die Daten erheben und speichern dürfen, die sie wirklich benötigen, und diese Daten zu löschen sind, sobald sie für den ursprünglichen Zweck nicht mehr benötigt werden" (Jäschke & Hacks, 2016, S. 4). Personen selbst sollten darüber entscheiden können wie mit deren Daten umgegangen wird. Dies ist in der Praxis jedoch häufig nicht der Fall (Jäschke & Hacks, 2016, S. 4). Zudem lässt sich feststellen, dass der Cyberschutz in gesundheitsbezogenen Entwicklungen oft Lücken aufweist, wodurch gesundheitsbezogene und somit auch private Daten bekannt werden. Daraus können Wertekonflikte entstehen. Im medizinischen Bereich gibt es diverse Geräte, welche zur Lebenserhaltung dienen. Selbst diese Geräte bedürfen einer Cybersicherheit, da Hackerangriffe diese Geräte lahmlegen können. Das dazugehörige Cybersystem ist häufig nicht einfach handzuhaben, wodurch ungewollt Mängel entstehen und Dritte plötzlich den Cyberschutz umgehen. Somit wird der Wert Sicherheit einer unmittelbaren Gefahr ausgesetzt. Außerdem können komplexe Systeme die Akkulaufzeit dieser lebensnotwendigen Geräte erheblich mindern, was in Notfallsituationen zu einer fatalen Situation führen kann. Das Prinzip des Nichtschadens wird hier somit einer schwerwiegenden Gefahr ausgesetzt (Christen, 2018, S. 18). „Das Prinzip des Nichtschadens lässt sich aus dem klassischen Zitat ‚primum non nocere' des hippokratischen Eids herleiten. Es umfasst die Pflicht, Risiko-Nutzen-Bewertungen vorzunehmen und

Risiken für Patienten (und andere) aufgrund medizinischer Massnahmen (oder Unterlassungen) zu minimieren" (Christen, 2018, S. 17). Für die Erfassung von gesundheitsbezogenen Daten werden daher bestimmte Cybersysteme herangezogen. Diese benötigen auch eine Optimierung und müssen regelmäßig gewartet werden, damit private Informationen im Rahmen des Datenschutzes vor Cyberattacken sichergestellt werden. Für Daten, welche jedoch einen immensen Umfang mit sich bringen, besteht die Gefahr, dass diese Systeme nicht vollwertig schutzfähig sind. Hinzu kommt, dass aus Kostengründen häufig Cybersysteme herangezogen werden, welche eben keinen hundertprozentigen Schutz gewährleisten. Somit ist der Datenschutz gefährdet. Zudem wird im Zuge des Prinzips des Nichtschadens die Risiko-Nutzen-Bewertung außer Acht gelassen und der Datenschutz vulnerabel gemacht. Aus diesen Gründen wird von den verantwortlichen Personen hinsichtlich der Beständigkeit von Werten vorausschauendes Denken und die Schaffung von Lösungsansätzen erwartet (Christen, 2018, S. 18).

3 Zusammenfassung der Ergebnisse und Fazit

Zusammengefasst kann berichtet werden, dass eine Reihe von Wertekonflikten in gesundheitsbezogenen Einrichtungen zu beobachten sind. Staudhammer (2018, S. 4 – 9) zeigt diesbezüglich Beispiele von Pflegehandlungen auf, die zu Wertekonflikten führen und oft auch die Würde des Menschen verletzen. Die Verweigerung der Hilfestellung bei der Körperpflege oder die Medikamentenverabreichung gegen den Willen der Patienten/Innen sind an dieser Stelle zu erwähnen. In diesen Fällen wird die Autonomie, also das Selbstbestimmungsrecht der Patienten/Innen ignoriert. Bei der Medikamentenverabreichung handeln die Pflegepersonen jedoch in dieser Art, da diese durch die Verabreichung von Tabletten die Gesundheit der zu Betreuenden erhalten wollen, da ein einmaliges Aussetzen der Tabletten bereits lebensbedrohliche Konsequenzen mit sich bringen könnte. Die Selbstbestimmung und die Gesundheitserhaltung kollidieren somit in diesem Zusammenhang (Staudhammer, 2018, S. 4 – 9). Führungspersonen sollten daher deren Mitarbeiter/Innen für solche Situationen sensibilisieren, indem Beratungs- oder Supervisionsangebote herangezogen werden (Staudhammer, 2018, S. 92). Zugleich ist eine Anpassung von bestimmten innerbetrieblichen Strukturen notwendig (Struhs-Wehr, 2017, S. 47).

Monteverde (2020, S. 29) und Münch et al. (2020) legen außerdem die Werte Familie und Spiritualität als vulnerable Werte dar. Während Monteverde (2020, S. 29) die Wichtigkeit von muslimischen Familienmitgliedern für Patienten/Innen im palliativen Umfeld sowie die Beeinträchtigung der Spiritualität und somit auch die Tätigkeit von muslimischen Seelsorgern beschreibt, zeigen München et al. (2020) Einschränkungen hinsichtlich dieser Werte aufgrund der COVID-Situation auf. Durch COVID-19 wurden demnach Besucherregelungen derart verschärft, dass Familienmitglieder sterbende Angehörige nicht pflegen können. Zudem ist das Angebot der muslimischen Seelsorge durch diese Entwicklungen stark zurückgegangen. Die Werte Familie und Spiritualität kommen in diesem Kontext daher nicht oder nur in geringem Ausmaß zur Erscheinung. Die Fürsorge an sich wird ebenso beeinträchtigt, da in muslimisch geprägten Kulturen die Werte Familie und Spiritualität essentiell sind (Monteverde, 2020, S. 29). Die sogenannte Zwei-Klassen-Medizin führt ebenso zur Missachtung von Werten. Vor allem wird hierbei die Frage der Gerechtigkeit gestellt. Die Zwei-Klassen-Medizin zieht nämlich zahlungsfähige und privat versicherte Patienten/Innen Personen aus einer niedrigeren Sozialschicht und einer gesetzlichen Krankenversicherung vor. Privatversicherte haben demzufolge einen schnelleren Zugang zu Gesundheitsleistungen als gesetzlich Versicherte (Wirtschaftspolitische Akademie, 2021). In diesem Fall wird die Gesundheit der Personen, welche nicht privat versichert sind, gefährdet (Becker, 2006, S. 24 – 27).

Die Nachhaltigkeit als Wert leidet ebenso unter den Versicherungsstrukturen, da die Versicherungsgesellschaften auf Gewinnorientierung aus sind. Die ökonomische Nachhaltigkeit handelt aber nicht primär von Wachstum oder Wohlstand, sondern vielmehr von der Lebensqualität als Ganzem (Pufé, 2017, S. 102). Räss-Hunziker (2015, S. 30) spricht von Werten in der Ernährungstherapie. Dabei gibt es Patienten/Innen, die die Ernährung entweder vollständig verweigern oder die Ernährungstherapie selbst nicht umsetzen wollen. Daraus resultiert ein Wertekonflikt zwischen dem der Autonomie und die der Fürsorge in Kombination mit der Gesundheit. Durch die Selbstbestimmung entscheiden Betroffene mit eigener Überzeugung Nahrung zu verweigern oder die Therapie nicht anzunehmen. Die Absicht der Therapeuten ist jedoch im Interesse des Gegenübers zu handeln und die Lebensqualität sowie die Gesundheit zu erhalten (Räss-Hunziker, 2015, S. 29 - 31). Als letztes Beispiel in dieser Arbeit wird die Problematik des Datenschutzes angegeben. Durch kriminelle Cyberattacken können auf private, gesundheitsbezogene Daten oftmals zugegriffen werden. Hierbei wird die Datensicherheit und das Prinzip des Nichtschadens beispielsweise verletzt. Hinzugefügt wird, dass lebenserhaltende Maschinen eine sinkende Batterielaufzeit abhängig von der Art des Cyberschutzes aufweisen. In Notfällen besteht daher die Möglichkeit, dass die Maschine versagt (Christen, 2018, S. 18).

4 Literaturverzeichnis

Baier, H. (2013). Der Werte- und Strukturwandel im Gesundheitswesen – mit medizinsoziologischem Blick auf die Sozialmedizin inmitten der Erlebnisgesellschaft. In Becker, V. & Schipperges, H. (Hrsg.), *Medizin im Wandel* (S. 44), Heidelberg: Springer.

Becker, P. (2006). *Gesundheit durch Bedürfnisbefriedigung.* Göttingen: Hogrefe.

Christen, M. (2018). Wertkonflikte in einem „sicheren" digitalen Gesundheitssystem. *Thema im Fokus,* S. 17 - 18.

Frewer, A. (2021). Menschlichkeit im Gesundheitswesen der Zukunft? Pandemie-Zeiten und Prognosen zur Medizinethik. *Ethik Med,* 33, S. 4 - 5.

Hartmann, B. (2014). „Leben bis zuletzt – dort, wo ich zuhause bin". *Hospizkultur und Palliative Care,* S. 3 - 4.

Hirschfelder, G. & Wittmann, B. (2015). „Was der Mensch essen darf" – Thematische Hinführung". In Hirschfelder, G., Ploeger, A., Rückert-John, J. & Schönberger, G. (Hrsg.), *Was der Mensch essen darf – Ökonomischer Zwang, ökologisches Gewissen und globale Konflikte* (S. 4), Wiesbaden: Springer.

Jäschke, T. & Hacks, S. (2016). Stellenwert und Aktualität des Datenschutzes. In Jäschke, T. (Hrsg.), *Datenschutz im Gesundheitswesen. Grundlagen – Konzepte - Umsetzung* (S. 3 - 4), Berlin: Medizin Wissenschaftliche Verlagsgesellschaft.

Monteverde, S. (2020). Muslimische Seelsorge aus klinisch-ethischer Sicht. *SZIG-Papers,* 8, S. 29.

Muff, B. (2016). Ökonomie verdrängt Hippokrates – der Wertewandel im Spital. *Schweizerische Ärztezeitung,* 97 (5), S. 187.

Münch, U., Müller, H., Deffner, T., von Schmude, A., Kern, M., Kiepke-Ziemes, S. & Radbruch, L. (2020). *Empfehlungen zur Unterstützung von belasteten, schwerstkranken, sterbenden, und trauernden Menschen in der Corona-Pandemie aus palliativmedizinischer Perspektive.* Verfügbar unter: https://www.ncbi.nlm.nih.gov/pmc/articles/PMC7265165/pdf/482_2020_Article_483.pdf (05.08.2021).

Pufé, I. (2017). *Nachhaltigkeit* (3. überarbeitete Auflage). Konstanz: UVK.

Räss-Hunziker, A. (2015). Ethik in der Ernährungstherapie. In Römer-Lüthi, C. & Theobald, S. (Hrsg.), *Ernährungstherapie – Ein evidenzbasiertes Kompaktlehrbuch* (S. 29 - 31), Bern: Haupt Verlag.

Schrems, B. (2017). Moralischer Stress im Gesundheitswesen – Theoretische Grundlagen und empirische Erkenntnisse im Überblick. In Eisele, C. (Hrsg.), *Moralischer Stress in der Pflege – Auseinandersetzung mit ethischen Dilemmsituationen* (S. 12 - 13), Wien: Facultas.

Staudhammer, M. (2018). *Prävention von Machtmissbrauch und Gewalt in der Pflege.* Berlin: Springer.

Struhs-Wehr, K. (2017). *Betriebliches Gesundheitsmanagement und Führung – Gesundheitsorientierte Führung als Erfolgsfaktor im BGM.* Wiesbaden: Springer.

Wippermann, P. & Krüger, J. (2018). *Werte-Index 2018.* Frankfurt am Main: Deutscher Fachverlag.

Wirtschaftspolitische Akademie (2021). *Leiden wir in Österreich unter einer Zwei-Klassen-Medizin?* Verfügbar unter: https://wipol.at/2021/07/08/leiden-wir-in-oesterreich-unter-einer-zwei-klassen-medizin/ (06.08.2021).

BEI GRIN MACHT SICH IHR WISSEN BEZAHLT

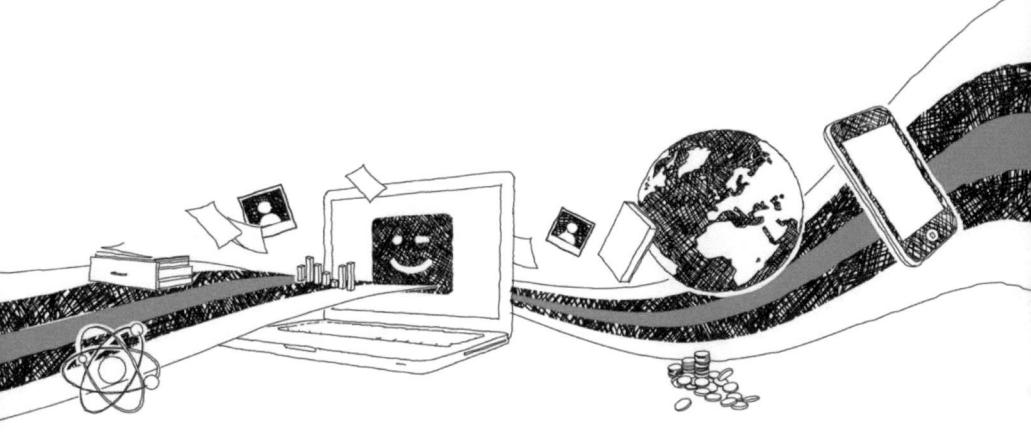

- Wir veröffentlichen Ihre Hausarbeit,
  Bachelor- und Masterarbeit

- Ihr eigenes eBook und Buch -
  weltweit in allen wichtigen Shops

- Verdienen Sie an jedem Verkauf

Jetzt bei www.GRIN.com hochladen und kostenlos publizieren

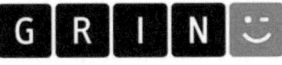